Une lettre ophtalmologique de Woolhouse (1650-1730), oculiste de Jacques II d'Angleterre, à E.-F. Geoffroy (1672-1731), de l'Académie des Sciences.

PAR

Le Docteur Albert TERSON
Ancien interne des hôpitaux de Paris

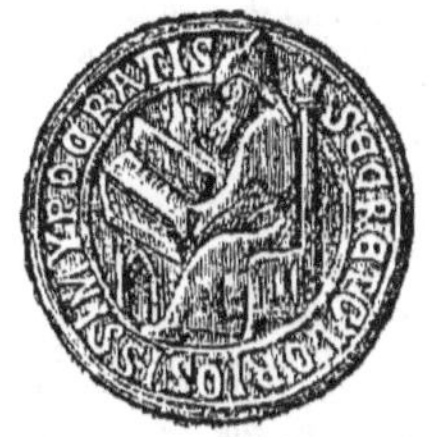

PARIS

HONORÉ CHAMPION

5, QUAI MALAQUAIS, 5

1909

N° 19

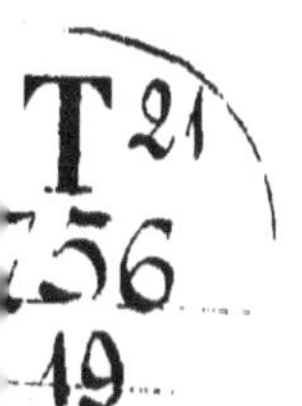

Bibliothèque historique de la France Médicale

Ont paru :

1. **L'École de santé de Paris (1794 1809), par A. Prévost,** *rédacteur au secrétariat de la faculté de médecine de Paris,* in-8 .... 10 fr.
2. **Guy Crescent Fagon (1638 1718, par le Dr A. Corlieu,** *bibliothécaire honoraire de la Faculté de Paris, lauréat de l'Institut,* in-8 .... (épuisé.)
3. **Un médecin de cour. Charles Delorme (1548-1678,** par le Dr Église Bruezie .... (épuisé.)
4. **L'Église Saint-Côme et le Collège de Chirurgie,** par le Dr A. Corlieu, in 8 .... (épuisé.)
5. **Un amphithéâtre de dissection à Alençon en 1660,** par Louis Duval *archiviste du département de l'Orne,* in-8 .... (épuisé.)
6. **Les médecins de Paris de 1792 à 1794** par le Dr A. Corlieu, in-8 .... (épuisé.)
7. **Notes bibliographiques sur quelques médecins et chirurgiens de la Haute-Auvergne sous l'ancien Régime,** par le Dr Louis de Ribier, *membre de la Société « la Haute-Auvergne » et de la « Société française d'histoire de la médecine », membre correspondant de l'Académie de Clermont-Ferrand,* in-8. (épuisé.)
8. **Les anciens médecins arméniens diplômés des Universités d'Italie (1700-1840),** par le Dr Vahram Torkomian, *membre de la « Société française d'histoire de la médecine »,* in-8 .... (épuisé.)
9. **La Dissection : notice historique,** par le Dr J, Regnault, *médecin de la marine,* in-8 .... 2 fr.
10. **Du rôle de l'anatomie dans l'art,** par le Dr Paul Richer, *professeur d'anatomie à l'École des Beaux-Arts, membre de l'Académie de Médecine,* in-8 .... 3 fr.
11. **Vieux médecins mayennais,** par Paul Delaunay, *interne des hôpitaux,* in-8 .... 6 fr.
12. **Obstétrique des anciens Hébreux,** *d'après la Bible, les Talmuds et les autres sources rabbiniques, comparée avec la tocologie gréco-romaine,* par le Dr Schapiro, *ancien élève de l'École des langues orientales,* in-8 .... 6 fr.
13. **Les anoblis de l'Empire,** *médecins et chirurgiens,* par le Dr Louis de Ribier, in-8 .... 2 fr.
14. **Vieux médecins sarthois,** par le Dr Paul Delaunay, *ancien interne des hôpitaux de Paris,* in-8 .... 6 fr.
15. **Les Anoblis des Ducs de Lorraine,** *médecins et chirurgiens,* par P. Pillement (de Nancy) ....
16. **Les Apothicaires de Metz. Leurs statuts,** par le Dr Paul Dorveaux, *bibliothécaire de l'École de pharmacie de Paris* ....
17. **La médecine dans l'Ancienne Auvergne. Notes et Documents,** par le Dr L. de Ribier ....
18. **Le médecin inspecteur Chauvel. Notice biographique,** par le Dr Bergounioux, *médecin principal.*

Poitiers. — Imp. BLAIS et ROY.

Bibliothèque historique de la France Médicale

Une lettre ophtalmologique de Woolhouse (1650-1730), oculiste de Jacques II d'Angleterre, à E.-F. Geoffroy (1672-1731), de l'Académie des Sciences.

PAR

Le Docteur Albert TERSON

Ancien interne des hôpitaux de Paris

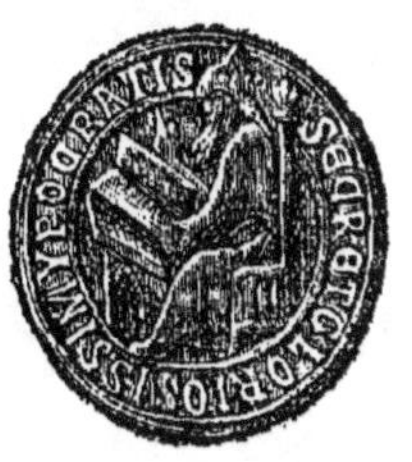

PARIS

HONORÉ CHAMPION

5, QUAI MALAQUAIS, 5

1909

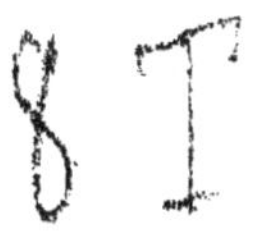

Une lettre ophtalmologique de Woolhouse (1650-1730), oculiste de Jacques II d'Angleterre, à E.-F. Geoffroy (1672-1731), de l'Académie des Sciences.

La rareté de l'autographe (1) que nous allons transcrire, et l'intérêt ophtalmologique de l'époque à laquelle il se rapporte, nous autorisent. croyons-nous, à l'extraire de notre collection d'autographes médicaux et littéraires. Le texte en est le suivant, français et orthographe reproduits tels quels, la ponctuation, à peu près nulle dans l'original, étant un peu augmentée pour en faciliter la compréhension.

A Monsieur Monsieur Geoffroy, D^r en médecine, Professeur Royal et de l'Académie Royalle des sciences, rue Bourtibourg, proche la Grève, Paris.

« Voici, Monsieur, deux glaucomes indubitables et incurables quand à la vue : le cas est douteux au soldat que je vous ay envoyé et, si on peut voir après l'abbattement du crystallin, pourquoy ne voira-t-il pas ? Luy qui voit avec le crystallin opaque et sorti de son

---

(1) Le Document et l'Avis imprimé qui le suit, ont été présentés à la Société d'Ophtalmologie de Paris, le 12 octobre 1909.

chaton et branslotant. Il me semble Mr, qu'on n'a pas fait toute l'attention qu'on devoit sur ce sujet. Quoy? le crystallin est durci et opaque et ne tient à l'uvée que par quelques petites fibres : il ne tient pas du tout à la vitrée et cette personne en voit autant que j'ay jamais vû voir à plus de 6oo personnes après l'abbattement du crystallin. N'est-il pas probable que cette personne en voira bien mieux après que le crystallin est déposé tout à fait?

Je ne fais aucun fond sur ce que *le Frère* aura pû dire. Il n'y a que quatre ans depuis qu'il prétend sçavoir quelque chose de cette affaire et Il m'a obligation de tout ce qui sçait sur cet affaire. D'ailleurs il a porté les couleurs au Palais du Luxembourg, avant que d'estre *Frère*. Il n'a pas estudié, et tout ce qui sçait est en la Chimie et apothicairerie, y ayant fait un apprentissage. C'est M. Donna, notaire rue de Condé, qui l'a connu avec sa livrée. Au reste, Mr, *voilà le seul sujet d'une infinité qui m'a donné quelques raisons de croire qu'on peut voir sans le crystallin*. Ce sujet est rare et digne d'estre observé : c'est dommage que la cornée de l'œil est tellement obscurcie. Pour ce qui est de la prunelle sans ressort, il peut estre causez par des petites attaches des glaucomes.

Si je vous envoye, Mon[r], si souvent de ces pauvres gens, c'est seulement pour vostre satisfaction et éclaircissement et pour liquider une difficulté embrouillée. Je n'ay pas besoin d'autre conviction que des faits et je vous les envoye pour vous en servir comme vous trouvez à propos, et *il sera peut-estre bon que vous le fassiez voir à M. de Littre et à MMrs. de La Hire*, etc. : car je pourrai me servir de ces faits et *me faire l'honneur de vous citer à l'avenir dans quelques écrits*. Je m'adresse à vous comme estant de la Société Royalle de Londres à qui je pourrai dédier l'ouvrage que j'ay entre les mains sur cette matière.

Regardez donc, s'il vous plaist, ce bon homme plus d'une fois à l'un et à l'autre œil et envoyez le à M. de Littre, à MMrs. de La Hire, etc., pour en prendre connaissance et pour pouvoir disposer ce que c'est.

Cette affiche que j'ay l'honneur de vous envoyer, contient le récit d'une vérité que je devais peut-estre faire sçavoir, il y a trois ou quatre années, quand *ce Frère* quitta la profession de médecin et chirurgien (y estant obligé par les édits du Roy) et se retrancha au métier d'oculiste après s'estre servi d'une ruse à mon esgard. La multitude des gens qui se plaignent de Luy tous les jours, et qu'il a tenu entre ses mains 20 et 30 mois jusqu'à ce qu'ils fussent devenus incurables, cette multitude des gens, dis-je, que j'ay vû maltraitez de la sorte, *a esté cause de cet affiche,* etc.

Au reste, Monsieur, je vous supplie de me prester les mémoires de vostre Académie de l'année passée et de me faire sçavoir *si le nouveau fébrifuge vous a réussi :* ce que le Roy d'Angleterre est travaillez depuis 16 mois d'une fièvre quarte et *la* quinquina et toute autre fébrifuge ordinaire et extraordinaire n'a rien servi. Il est à Londres. Son médecin est avec luy. Nous avons estudié ensemble à Oxford et, *si vous me donnes un petit détail de vostre nouveau fébrifuge* et de la manière dont vous vous *en servir,* adressés sous forme de lettre *à son médecin,* je l'enverray et *vous auries l'honneur de la guérison qui peut-estre ne vous sera pas inutile.* Voilà à quoi j'ay pensé : *dites que c'est à ma prière* et mettez y vos qualités de Professeur du Roy, de la Société Royalle de Londres, de celle de l'Académie des Sciences, etc. Vous avez à faire à Mr. Wood, fort honnête homme, qui a traduit tout Hippocrate en anglois, *qui n'est pas glorieux et qui ne s'attribuera pas ce qui appartient à d'autres.*

J'ay l'honneur d'estre de tout mon cœur, Monsieur,

vostre (*mot effacé*) serviteur, Dr Woolhouse (1). »

Quoique datée seulement par les allusions qu'elle contient, cette lettre, d'une écriture de grande allure, mais assez confuse, se rapporte à l'époque où, resté réactionnaire, Woolhouse niait que la cataracte eût son siège dans le cristallin. On sait que c'est à Quarré et surtout à René Lasnier, mort en 1690, chirurgien parisien qui, comme Franco, « taillait la pierre et la cataracte », qu'il faut attribuer l'affirmation ferme de l'identité de la cataracte et du cristallin opaque. Depuis l'antiquité, on croyait qu'il s'agissait d'une pellicule placée *au-devant* du cristallin considéré comme l'organe visuel, tandis qu'on ignorait le rôle percepteur de la rétine. Les constatations de Maître Jean et les autopsies de Brisseau (1705) firent éclater l'évidence aux yeux des plus réfractaires. Mais l'opinion de Quarré de R. Lasnier (soutenue aussi par Gassendi et Rohault, physiciens et médecins, — soit dit en passant — amis et maîtres de Molière) était déjà assez répandue auparavant pour que, comme nous l'avons mentionné, il y a quelques années (2), le *Journal des Savans* de 1668 portât dans une analyse que « l'expérience a *entièrement* détruit l'opinion qui faisait du cristallin l'organe de la vision, le seul moyen de rendre la vue dans la cataracte, étant d'abattre le cristallin, c'est-à-dire de le rendre inutile ».

Quoiqu'il en soit, il fallut arriver en 1708 pour que l'Académie des sciences admît les faits qui avaient mis une cinquantaine d'années à se faire reconnaître officiellement exacts. Sur cette période de lutte qui se pro-

---

(1) Thomas Woolhouse (1650-1730), oculiste anglais, ayant suivi à Paris le roi Jacques II vers 1688, Inspecteur des Quinze-Vingts, etc. Il retourna à Londres, en 1728. Ses travaux sont énumérés par Haller, *Bibliotheca Chirurgica*, I, p. 528-530.

(2) A. Terson. Etude sur Pellier de Quengsy, *Arch. d'Opht.*, *1895*, et Notes sur l'Histoire de la Chirurgie oculaire, *G. Steinheil*, éd., *Paris, 1899*.

longea encore, un livre récent (1) contient de nombreux
détails. Les noms de Littre, des la Hire, y reviennent
souvent comme dans l'autographe cité plus haut. Il
s'agissait en effet d'indécis, d'hésitants à convaincre.
Pour eux, la vieille croyance à la cataracte pellicule
précristallinenne n'était pas encore totalement éteinte :
on trouvait des cas douteux, des pupilles opaques (par
exsudats iriens organisés au devant de cristallin trans-
parents) : on se demandait s'il n'y avait pas plusieurs
affections très différentes simulant plus ou moins la
cataracte. Si nous ajoutons que le *glaucome* était *jusqu'alors considéré essentiellement comme une ma-
ladie du cristallin*, compliquée, il est vrai, de lésions
des membranes profondes et que son histoire n'a pu
se dégager que lorsque la nature de la cataracte a été
établie, on comprendra que, dans cette période, trouble pour des gens de bonne foi, il était facile de s'é-
garer, surtout lorsque, comme Woolhouse, on ne cher-
chait qu'à perpétuer la confusion et, disons-le, juste-
ment à pêcher en eau trouble.

Quoiqu'il en soit, après 1708, Woolhouse n'aurait
pu faire croire qu'à peu de savants qu'il « abattait les
cataractes et les glaucomes » comme il continue à l'im-
primer dans l'Avis au public que nous trouverons plus
loin.

Et cependant un passage de la lettre à Geoffroy nous
prouve qu'au fond, ébranlé par l'évidence, Woolhouse
hésite; presque, il se rendrait. Pourtant, jusqu'à l'âge
le plus avancé, après quelques tentatives de mélange
des théories contraires et des divisions les plus subti-
les et les plus fausses, il restera partisan déclaré de
l'antique théorie. Ses meilleurs anciens élèves, les Mau-

---

(1) Hirschberg. La Renaissance de l'Ophtalmologie, traduction
par D. Van Duyse *Paris, J.-B. Baillière, 1909.*

chart, les **Platner** (1 et 2), avaient, comme à peu près
tout le monde, abandonné l'opinion de ce maître, buté
pour des raisons peu avouables, dans la négation sys-
tématique du vrai. Que d'empiriques ou de charlatans
peu instruits, munis parfois de remarquables, même
d'admirables, dons personnels ont eu, à côté d'acolytes
sans valeur, des élèves de science et de probité supé-
rieures à celles de leur maître, ainsi dépassées et enno-
blies. On s'instruit où l'on peut. Scaramouche et d'autres bouffons bien inférieurs ont inspiré la technique
de Molière, mais Scaramouche est mort et Molière
vit toujours.

Le destinataire de la lettre était un homme considé-
rable, le grand et puissant officiel dont Woolhouse cher-
che à circonvenir le jugement et à s'assurer le patro-
nage par des moyens assez vils. Étienne-François Geoffroy était le membre le plus illustre d'une véritable
dynastie médico-pharmaceutique dont on retrouve des
représentants jusqu'au xixe siècle. Il était médecin,
professeur de médecine et de pharmacie au Collège
Royal, membre de l'Académie des sciences et professeur de Chimi au Jardin du Roy. Il nous intéresse
de savoir qu'il s'occupait d'optique et tournait même
des verres de lunettes.

Enfin, comme toujours, Woolhouse profite de l'occa-
sion pour s'acharner sur (*le frère*) Saint-Yves, le plus
grand de ses concurrents (3). Dans d'autres publications,
il déclarera que les collyres de Saint-Yves « donnent

---

(1) A. TENSON. Les premiers observateurs de la dureté de l'œil
dans le glaucome. *Arch. d'Opht.*, 1907.

(2) Voir son application du *toucher digital* au glaucome dans
le travail précédent

(3) CHARLES DE SAINT-YVES, lazariste, chirurgien- oculiste
reçu à Saint-Côme, ophtalmologiste d'une valeur scientifique et
professionnelle certaine, auteur d'un remarquable *Traité des maladies des yeux* (1722), précédé d'une lettre où il répond juste-
ment et froidement aux odieuses calomnies de Woolhouse.

l'hypopion » ; ailleurs, que Méry a fait souvent opérer officieusement Saint-Yves à l'Hôtel-Dieu, et, comme Woolhouse considère le secret professionnel comme un vain mot, il donne, bien entendu, le nom des opérés. Et nous ne citons que quelques-unes des atroces calomnies dont il couvre son honnête et éminent adversaire. La plus odieuse, lui imputant ses propres méfaits, accuse Saint-Yves de l'avoir mis dans l'obligation morale de répandre dans le public l'affiche qu'il insère charitablement dans la lettre à Geoffroy et qu'il rééditera souvent sous diverses formes.

D'ailleurs, les innombrables controverses que Woolhouse a soutenues, en les diffamant grossièrement, avec les esprits les plus distingués et les plus respectables, entre autres Saint-Yves et Heister, ses écrits scientifiques, sont un tissu trop facilement qualifiable d'amères récriminations bourrées de personnalités, de déclamations ampoulées, de phrases sentencieuses et vides. Parfois, attitude inattendue pour les naïfs, Woolhouse se posera, comme dans la lettre précédente et le prospectus ci-joint, en martyr de la science : parfois, interrompant ses criailleries de rebouteur débitées avec l'emphatique énergie du faux témoin, Woolhouse se tait. Une obscurité voulue descend comme une brume, s'épanche, comme l'encre que le calmar, rendu prudent par sa consistance molle et vulnérable, répand à propos pour se dérober à des adversaires trop pressants.

C'est « un remède secret, un mystère » (*sic*) que l'auteur doit nous dévoiler un jour. Puis recommence ce duel pseudo-scientifique qui n'est rien de sa part qu'un perpétuel corps à corps, avec estocades volontairement un peu basses. Les tirades violentes essaient de couvrir de nouveau la voix de l'interlocuteur et les coups de gong reprennent, lancés d'une main vigoureuse et exercée.

L'*invidia medicorum pessima* (*nisi sacerdotum*, aurait, dit-on, ajouté un prélat mieux renseigné) s'étale par trop lourdement dans ces discussions où les imprécations des héros homériques alternent avec les dialogues des médecins de Molière.

Quoique Woolhouse ait écrit dans un style « châtié et émaillé de pointes » (Hirschberg), trop désireux peut-être de paraître plus français que nature, la lettre ci-dessus et ses autres écrits, farcis de grossières fautes de grammaire, nous prouvent une fois de plus que fautes de français et affectation sont loin de s'exclure.

Tout cela, et bien d'autres choses encore, nous le retrouvous, imprimé cette fois, dans l'*Avis important touchant la vue* joint à la lettre. Cette sonore profession de foi accentue même l'opinion défavorable que la lettre aurait inspiré à tout lecteur non prévenu.

Ce factum est surmonté d'une vignette-frontispice aux Armes d'Angleterre. La devise *Honni soit qui mal y pense*, qui s'y déploie en gros caractères, n'a jamais été, convenons-en, plus indispensable. Faisons grâce du détail de l'inlassable hâblerie du « gentilhomme anglais, oculiste du Roy de la Grande-Bretagne, continuant, depuis vingt ans, à traiter par charité ceux qui n'ont pu recevoir de soulagement pour les yeux ailleurs » et qui, d'un mot hautain, sinon en fait, « abat les cataractes *et les glaucomes* ».Il détaille les affections externes et internes de l'œil qu'il traite par des remèdes inusités et aussi par des opérations nouvelles les plus curieuses et les plus difficiles dont il se pique fort d'être icy le seul qui en fait de plus de vingt sortes différentes ».

Tout en parlant aussi de plus de cent soixante maladies oculaires, il insiste sur la phlébotomie oculaire et la « déchiqueture de l'œil même » qu'il a toujours si heureusement renouvelées des Grecs et pratiquées

selon Hippocrate. Scarifications, brossage des granulations, opérations diverses (ponction cornéenne et
sclérale, guérison du staphylome de l'uvée, etc.), tout
cela apparaît dans les divers écrits de Woolhouse où
il parlera également du broiement, éparpillement, dis-
persion, précipitation de la cataracte remontée, *de la
culbute* de la cataracte glaucomatique, du ptérygion
« décharné, dévoilé et pelé. » Tout cela a été naturel-
lement démontré aux malades *de condition*, au roi
Jacques et à sa cour. Puis, après avoir négligemment
vitupéré les *gens à secrets*, et, « comme on a tâché,
depuis peu, d'introduire des nouveautés inutiles de
systèmes de théories (*sic*), en la pratique de cette opération *aux dépens de la vue du peuple* », il déclare
qu'il « couche les cataractes à *la manière ancienne* »,
avec un succès reconnu. Il cite l'opération qu'il a faite
à l'abbé de Luxembourg où « par grand bonheur, il
ne se trouva pas nécessaire de faire la scarification spé-
cifique pour *écurer* et *dépurer* l'œil, ce qui n'arrive
pas à dix en cent ».

Enfin il revient sur Saint-Yves : il déclare avoir
« *régalé à la hâte* » de quelques leçons *de l'anatomie de l'œil* le frère Charles, apothicaire de Saint-
Lazare, « de sorte que le dit sieur de Woolhouse se croit
en droit de se plaindre contre ceux qui tâchent de lui
ôter la gloire d'avoir fait un si fameux élève en trois
heures de temps », alors qu'il en a coûté plusieurs
années d'apprentissage et « bien de l'argent » à plusieurs gentilshommes anglais qu'il cite, toutes condi-
tions nécessaires pour exercer « la profession d'un oculiste accompli, quand on veut remplir son devoir et se
laisser recommander par ses guérisons plutôt que par
des cabales et intrigues des gens intéressés pour s'in-
sinuer et surprendre la bonne foi du public qui juge
ordinairement selon de fausses apparences et s'en
repent quand il n'y a plus de remède ». Le sieur de

Woolhouse finit en ne nous laissant pas ignorer qu'il demeure pour le présent à l'Hostel Nostre Dame, rue Saint-Benoît, proche les murs de l'abbaye de Saint-Germain-des-Prés. Dans d'autres publications, il nous informe qu'il est chez lui toute la matinée, ou qu'il se trouve aux Quinze-Vingts, dont il était inspecteur général.

Dans ses très nombreux mémoires, à côté de la mention de faits qui prouvent une pratique très étendue, une action directe et locale déterminée, d'une audace parfois heureuse sur une foule de maladies inflammatoires, d'opérations qu'il a vulgarisées avec une ardeur sans trêve, à côté de lueurs, comme l'idée de l'iridotomie, qu'il n'a peut-être pas plus mis en pratique (exécutée plus tard par Cheselden) que Taylor la strabotomie, à côté de sa chirurgie intéressante sur les granulations, le staphylome, l'hydrophtalmie ; à côté des élèves auxquels il a pu donner l'éveil et l'essor, nous retrouverons la mauvaise foi et la fraude, les grotesques néologismes pour faire croire à des opérations nouvelles, le but trop purement humanitaire du faux bonhomme étranger aux principes les moins contestés de la confraternité, critique éternellement malveillant, pillant, puis accusant ceux qu'il a dépouillés.

Tout cela n'était pas nouveau, même en ce temps encore moins difficile que le nôtre. Et il faut reconnaître que Taylor (1), non moins anglais et non moins guérisseur, lui ressemblera comme un frère. Ce dernier stupéfia même son époque, et, s'il ne pouvait encore disposer d'une plus que triomphale automobile, son char, déjà fort largement hippomobile (4 chevaux et

---

(1) TAYLOR (1703-1772), oculiste anglais, connu par quelques travaux vaguement scientifiques et par d'innombrables tournées sur le continent.

8 piqueurs), est resté dans les chroniques de ceux qui eurent le bonheur « de le posséder dans leurs murs ». Les témoignages sur son compte sont innombrables et il a fait tout ce qu'il fallait pour les provoquer.

Woolhouse et Taylor ont laissé surtout le souvenir de ce qu'il ne faut pas faire.

En présence des moyens d'action de ces frères siamois de la réclame, parfois subjugués eux-mêmes par leurs délirantes fantaisies, qu'on ne vienne pas nous dire : « C'est le siècle qui voulait cela ! » Le siècle de Woolhouse a eu les Brisseau, les Maître Jean, les Saint-Yves, pour ne citer que ceux-là : un peu plus tard les Daviel, les Pamard, domineront la foule des médiocres et des intrigants. En face des tabarinades des Woolhouse et des Taylor, qui nous dira que leur œuvre ou leur réputation ont faibli ?

Effrayés par la vérité toute nue, ces personnages véreux ont leurs combinaisons troublées par l'existence même et les travaux des gens de bonne foi : aussi engagent-ils une lutte désespérée et sauvage contre cette même vérité, qui les offusque, et usent-ils, contre elle et ses servants, de toute arme, empoisonnée ou non. Mais ils proposent et la postérité dispose.

Aux chercheurs laborieux et originaux on redira : « Quoi que tu sois, tu seras supérieur à ta fortune. » Aux maîtres éminents et sincères, la gloire et la renommée restent fidèles après la mort, mais, à de tels faiseurs, seule est réservée une célébrité malsaine et viagère.

Poitiers. — Imp. Blais et Roy, 7, rue Victor-Hugo.